BEI GRIN MACHT SICH IHR WISSEN BEZAHLT

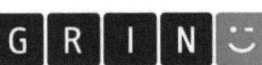

Betriebliches Gesundheitsmanagement (BGM) im Pflegebetrieb

Mark Baumann

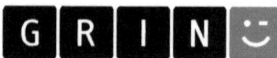

Bibliografische Information der Deutschen Nationalbibliothek:

Die Deutsche Nationalbibliothek verzeichnet diese Publikation in der Deutschen Nationalbibliografie; detaillierte bibliografische Daten sind im Internet über http://dnb.d-nb.de abrufbar.

ISBN: 9783346991997
Dieses Buch ist auch als E-Book erhältlich.

© GRIN Publishing GmbH
Trappentreustraße 1
80339 München

Druck und Bindung: Books on Demand GmbH, Norderstedt Germany
Gedruckt auf säurefreiem Papier aus verantwortungsvollen Quellen

Das Buch bei GRIN: https://www.grin.com/document/1437077

Deutsche Hochschule für

Prävention und Gesundheitsmanagement

Saarbrücken

Hausarbeit

Name, Vorname	Baumann, Mark
Studiengang	Master of Arts Prävention und Gesundheitsmanagement
Studienmodul	Betriebliches Gesundheitsmanagement 1
Datum Präsenzphase (siehe Ergebnisdokumentation)	04.07.22-06.07.22
Aufgabe	BGM im Pflegebetrieb

Inhaltsverzeichnis

1 Belastungen in der Pflege-Residenz...4

  1.1 Belastungen der Pflegekräfte...4

    1.1.1 Belastung: Heben und Tragen schwerer Lasten..4

    1.1.2 Belastung: Zu hohe Arbeitsintensität & Arbeitsumfang...............................4

    1.1.3 Belastung: Psychische Belastung...4

  1.2 Belastungen der Pflegekräfte – Herausforderung oder Überbeanspruchung?...........5

    1.2.1 Heben und Tragen schwerer Lasten – Herausforderung oder Überbeanspruchung?. .5

    1.2.2 Psychische Belastung – Herausforderung oder Überbeanspruchung?...................5

2 Handlungsansätze und Formulierung der Zielsetzung....................................5

  2.1 Handlungsansätze..6

    2.1.1 Handlungsansatz 1: Verbesserung Arbeitsschutz......................................6

    2.1.2 Handlungsansatz 2: Schaffung eines ergonomischen Umfelds.......................6

    2.1.3 Handlungsansatz 3: Entlastung der Mitarbeiter.......................................7

  2.2 Zielkonzeption für das BGM..7

    2.2.1 Zielkonzeption des ersten Handlungsansatzes...7

    2.2.2 Zielkonzeption des zweiten Handlungsansatzes.......................................8

    2.2.3 Zielkonzeption des dritten Handlungsansatzes..9

3 Konzeption und Planung des BGM-Projekts...10

  3.1 6-Phasen-Modell der DHfPG...10

  3.2 Erfolgsfaktoren des BGM-Projekts..11

    3.2.1 BGM als Führungsaufgabe...11

    3.2.2 Partizipation...12

    3.2.3 Ganzheitlichkeit...12

4 Entwicklung eines Fragebogens..13

  4.1 Erstellung der Items...13

    4.1.1 Fragen zur Person...13

    4.1.2 Fragen zum körperlichen Zustand...13

    4.1.3 Fragen zur aktuellen Arbeitsorganisation...14

    4.1.4 Fragen zum sozialen Umfeld..15

4.2 Begründung des inhaltlichen Aufbaus des Fragebogens..16

5 Literaturverzeichnis..18

6 Abbildungs- und Tabellenverzeichnis...19

   6.1 Tabellenverzeichnis..19

1 Belastungen in der Pflege-Residenz

1.1 Belastungen der Pflegekräfte

1.1.1 Belastung: Heben und Tragen schwerer Lasten

Im Bereich der Pflege müssen Patienten oftmals zum Waschen oder auch beim Toilettengang angehoben werden. Hier wirken erhebliche Belastungen auf die Pflegekräfte ein. Daher werden häufig Schonhaltungen eingenommen. Diese Belastungen in Kombination mit der angesprochenen Schonhaltung resultieren vermehrt in Erkrankungen des Muskel-Skelett-Systems (Schmucker, 2019, S. 55).

1.1.2 Belastung: Zu hohe Arbeitsintensität & Arbeitsumfang

In der Pflege-Residenz werden Patienten und Pflegekräfte stetig älter. Das liegt unter anderem an der weiter sinkenden Attraktivität des Berufes. Somit wird die subjektive Belastung für die Pfleger höher. Je älter die Patienten werden desto intensiver wird auch der Bedarf an Betreuung. Daher wird der Umfang der Arbeit und die Intensität dieser immer größer. Das hat zur Folge, dass auch die psychische Belastung der Pfleger zunimmt (Schmucker, 2019, S.52-53).

1.1.3 Belastung: Psychische Belastung

Da in der Pflege-Residenz mit schwerstkranken Patienten und Sterbenden gearbeitet wird, ist die psychische Belastung sehr hoch. Pfleger müssen damit rechnen, dass Patienten, mit denen auch emotional eine Bindung aufgebaut wurde, wegsterben. Daher müssen Emotionen gut kontrolliert werden. Aufgrund der hohen Arbeitsintensität und der ständigen Präsenz der Themen Leid und Tod, sieht sich die Pflege-Residenz, in Bezug auf ihre Mitarbeiter, mit einer erhöhten emotionalen und psychischen Belastung konfrontiert (Schmucker, 2019, S.54)

1.2 Belastungen der Pflegekräfte – Herausforderung oder Überbeanspruchung?

Belastungen können grundsätzlich in zwei Gruppen aufgeteilt werden: Herausforderungen (gesund erhaltende) oder Überbeanspruchung (krankmachende). Ob eine Belastung, in die eine oder andere Gruppe resultiert, variiert von Mensch zu Mensch. Die persönlichen Ressourcen, also Fähigkeiten eine Belastung zu bewältigen, sind der Zwischenschritt des Prozesses. Das Belastungs-Beanspruchungs-Konzept von Rohmert und Rutenfranz aus dem Jahr 1975 erklärt diesen Prozess. Als Belastung werden alle äußeren Einflüsse bezeichnet, diese interagieren mit den persönlichen Ressourcen des Menschen (dies können Wissen, Selbstbewusstsein, Können, etc. sein) und das Ergebnis ist die Beanspruchung (Herausforderung oder Überbeanspruchung) (Rohmert & Rutenfranz, 1975, S.8).

1.2.1 Heben und Tragen schwerer Lasten – Herausforderung oder Überbeanspruchung?

Das Heben und Tragen schwerer Lasten kann für die Pfleger beides sein. Hier greift wieder das oben erklärte Konzept. Für körperlich aktive und gut trainierte Pfleger wird diese Belastung eher als Herausforderung angesehen. Für Pfleger mit schlechtem Gesundheitszustand wird dies wahrscheinlich eher als krankmachende Überbeanspruchung wahrgenommen.

1.2.2 Psychische Belastung – Herausforderung oder Überbeanspruchung?

Die hohe psychische Belastung und die wahrgenommene Belastung hängen unmittelbar vom emotionalen Zustand der Pfleger ab. Emotional gefestigte Menschen empfinden die Belastung durch die Themen Tod und Gebrechen als Herausforderung bzw. sehen es als natürlichen Prozess des Alterns an. Pfleger, die emotional schwächer sind, sehen diese Themen als Überbeanspruchung und verfallen möglicherweise in Depressionen. Das Mindset ist hier die Ressource, die entscheidet.

2 Handlungsansätze und Formulierung der Zielsetzung

2.1 Handlungsansätze

2.1.1 Handlungsansatz 1: Verbesserung Arbeitsschutz

Der Arbeitsschutz ist das Grundgerüst für ein BGM. Laut den Angaben der Pflege-Residenz ist diese unvollständig. Das Arbeitsschutzgesetz sieht unter § 5 eine vollständige Gefahren- sowie Umfelds-Beurteilung des Betriebes vor. Es müssen auf folgende Punkte eingegangen werden:

- Gestaltung und Einrichtung des Betriebes sowie des Arbeitsplatzes
- Physikalische, chemische sowie biologische Einflüsse
- Gestaltung, Auswahl und Einsatz von Arbeitsmitteln (z.b. Maschinen, Geräte, Stoffe, etc.) sowie deren Umgang
- Gestaltung von Arbeitsabläufen und Arbeitszeiten
- Prüfung der Qualifikation der Mitarbeiter
- Evaluation psychischer Belastungen

Die Pflege-Residenz hat noch keinerlei Gefahrenbeurteilung der psychischen Belastungen durchgeführt und hat somit keine akzeptable Grundlage für den Arbeitsschutz.

2.1.2 Handlungsansatz 2: Schaffung eines ergonomischen Umfelds

Aufgrund des hohen Krankenstandes der Mitarbeiter muss der Arbeitsplatz sowie dessen Abläufe ergonomischer gestaltet werden. Dies beugt Erkrankungen des Muskel-Skelett-Systems vor, welche bei den Pflegern überwiegen (Schmucker, 2019, S.55). Durch die Optimierung der Arbeitsabläufe hin zu einer höheren Ergonomie, können diese Belastungen erheblich reduziert werden (Bock, 2020).

Beispiele für die Schaffung eines ergonomischen Umfelds sind: Höhenverstellbare Tische und Stühle für Bürotätigkeiten, Hebehilfen für Schwerstkranke oder das Bereitstellen von Gesundheitsschuhen.

2.1.3 Handlungsansatz 3: Entlastung der Mitarbeiter

Allgemein ist im Pflegebereich ein hoher Leistungs- und Termindruck vorhanden, was zu unregelmäßigen Arbeitszeiten führt (Schmucker, 2019, S.54). Dies ist in der Pflege-Residenz auch der Fall. Der dritte Handlungsansatz zielt somit darauf ab die Pfleger und Mitarbeiter der Resident zu entlasten und somit die Qualität der Betreuung wieder zu steigern. Durch eine gute Struktur in Bezug auf Arbeitszeiten und Arbeitsablauf wird ebenfalls für neue Mitarbeiter geworben.

2.2 Zielkonzeption für das BGM

2.2.1 Zielkonzeption des ersten Handlungsansatzes

Tab. 1: Zielkonzeption des ersten Handlungsansatzes

Handlungsansatz:
Verbesserung des Arbeitsschutzes
Oberziel:
Vollständige Beurteilung und Gewährleistung des Arbeitsschutzes innerhalb der nächsten neun Monate
Teilziel 1:
Besonderes Augenmerk auf die Beurteilung der psychischen Belastungen und dessen Fertigstellung innerhalb der ersten zwei Monate
Teilziel 2:
Beseitigung der auftretenden Gefährdungen nach der Evaluation innerhalb von sieben Monaten

Wie bereits beschrieben ist der Arbeitsschutz das Grundgerüst für weitere BGM-Maßnahmen. Denn wenn bestimmte Gefährdungen nicht bekannt sind, können sie nicht verbessert und beseitigt werden. Anhand der gesammelten Informationen können physische und psychische Belastungen erkannt und ihnen entgegengewirkt werden.

2.2.2 Zielkonzeption des zweiten Handlungsansatzes

Tab. 2: Zielkonzeption des zweiten Handlungsansatzes

Handlungsansatz: Schaffung eines ergonomischen Umfelds
Oberziel: Belastungen der Mitarbeiter verringern und Krankenstand verbessern innerhalb eines Jahrs
Teilziel 1: Anschaffung ergonomischer Möbel und Hilfsmitteln für belastende Arbeitsabläufe innerhalb von sechs Monaten
Teilziel 2: Schulung aller Mitarbeiter über richtige Haltung und körperfreundlichen Hebens innerhalb von sechs Monaten

Durch diesen Handlungsansatz soll der Krankenstand innerhalb der Residenz verringert werden. Somit können physische Belastungen und damit auch einhergehende psychische Belastungen reduziert werden. Da Physis und Psyche unmittelbar miteinander agieren, kann sowohl das eine als auch das andere verbessert werden (Engel, 1977). Durch die durchgeführten Schulungen der Mitarbeiter wird das Wissen und Bewusstsein gesteigert im Hinblick auf körperfreundliche Bewegungen und Haltung.

2.2.3 Zielkonzeption des dritten Handlungsansatzes

Tab. 3: Zielkonzeption des dritten Handlungsansatzes

Handlungsansatz:
Entlastung der Mitarbeiter
Oberziel:
Verbesserung der Mitarbeiterzufriedenheit innerhalb eines Jahres
Teilziel 1:
Einführung eines Arbeitsmodells mit Einteilung der Mitarbeiter in Rollsysteme innerhalb von sechs Monaten
Teilziel 2:
Einstellen von mindestens 20 neuer Mitarbeiter innerhalb von sechs Monaten

Mit diesen Handlungsansatz soll die Mitarbeiterzufriedenheit gesteigert werden, indem diese entlastet werden. Mit der Verbesserung der Zufriedenheit kann auch die Psyche und somit auch die Physis verbessert werden (Engel, 1977). Durch die Rollsysteme sollen regelmäßigere Arbeitszeiten gewährleistet werden. Das Einstellen neuer Mitarbeiter entlastet natürlich die vorhandenen Mitarbeiter erheblich. Somit kann der Leistungs- und Zeitdruck vermindert werden.

3 Konzeption und Planung des BGM-Projekts

3.1 6-Phasen-Modell der DHfPG

Nachfolgend wird das 6-Phasen-Modell der DhfPG für ein ganzheitliches BGM-Projekt in der Pflege-Residenz veranschaulicht.

Tab. 4: 6-Phasen-Modell für die Pflege-Residenz nach DHfPG (eigene Darstellung)

6-Phasen des Modells	Sechs Schritte des BGM-Projekts in der Pflege-Residenz
1. Bedarfsbestimmung	1. Gründung einer Arbeitsgruppe für das BGM-Projekt
	2. Bedarfsbestimmung und Oberziel bestimmen
	3. Ressourcenplanung
2. Analyse	4. Feststellung des Ist-Zustandes (Befragungen, Analyse der Arbeitstätigkeit und des Arbeitsplatzes
3. Interventionsplanung	5. Maßnahmen planen
4. Interventionen	6. Durchführung der geplanten Maßnahmen
5. Evaluation	7. Re-Analyse und Vergleich mit Phase 2
6. Nachhaltigkeit	8. Aufbau von Steuerungsinstrumenten und Integration ins Unternehmen

Die erste Phase des BGM-Projekts ist die Bedarfsbestimmung. Hier wird zunächst eine Arbeitsgruppe gegründet, die das geplante Projekt durchführt. Anschließend wird der Bedarf bestimmt, das bedeutet, es wird geschaut was verändert werden soll. Danach wird ein gemeinsames Oberziel formuliert. Der letzte Schritt dieser ersten Phase der Bedarfsbestimmung ist die Ressourcenplanung. Es wird geprüft, welche Ressourcen in welcher Menge zur Verfügung stehen (Schritt 1-Schritt 3).

Die zweite Phase ist die Analyse. Dabei wird der Ist-Zustand ermittelt. Es werden Befragungen der Mitarbeiter durchgeführt, um die aktuelle Mitarbeiterzufriedenheit zu ermitteln. Anschließend werden Arbeitsplatz und Arbeitstätigkeiten analysiert (Schritt 4).

Die dritte Phase bezieht sich auf die Interventionsplanung. Hier werden die Informationen der ersten beiden Phasen in nochmals analysiert und Maßnahmen geplant, die den Soll-Zustand erreichen (Schritt 5).

Die vierte Phase sind die Interventionen. Dort werden die geplanten Maßnahmen durchgeführt. Ziel ist es die geplanten Maßnahmen bestmöglich durchzuführen und somit den geplanten Soll-Zustand zu erreichen (Schritt 6).

Die fünfte Phase des Modells ist die Phase der Evaluation. Es werden die Ergebnisse des Projekts analysiert und mit den Ist-Zustand aus der zweiten Phase verglichen. Im Anschluss wird das Projekt angepasst und gegebenenfalls verbessert (Schritt 7).

Die sechste und letzte Phase des Modells zielt auf die Nachhaltigkeit ab. Es werden beispielsweise Steuerungsinstrumente einberufen, welche den verbesserten Zustand sichern. Diese werden dann in das Unternehmen integriert, um das Projekt zu festigen (Schritt 8).

3.2 Erfolgsfaktoren des BGM-Projekts

3.2.1 BGM als Führungsaufgabe

Der Erfolg eines BGM-Projektes steht in einem unmittelbaren Verhältnis zur Motivation der Führungskräfte in Bezug auf das Projekt. Die Führungskräfte haben eine Vorbildfunktion und geben eine Orientierung an. Deshalb werden die Führungskräfte an der Planung beteiligt und können sich selbst so einbringen.

Führungskräfte benötigen eine hohe Kohärenz, also eine gewisse Balance. Dies führt zu funktionierenden Arbeitsabläufen und verringert das Auftreten von Konflikten. Das bezieht sich vor allem auf die Personal-, Sozial- und Unternehmensentwicklung. So kann eine Gesundheit für das Unternehmen und deren Mitarbeiter gewährleistet werden (Decker & Decker, 2001).

Die nächste Aufgabe der Führungskräfte im BGM ist die Ressourcenentwicklung. Hier wird nicht nur auf die finanziellen Ressourcen, sondern auch auf immaterielle Ressourcen geschaut. Beispiele hierfür sind Humanressourcen (Wissen), sozio-kulturelle Ressourcen (Betriebsklima) oder Systemressourcen (Ökologie). Ressourcenentwicklung heißt somit nicht nur das Bereitstellen vorhandener Ressourcen, sondern auch die Schaffung neuer Ressourcen (Decker & Decker, 2001).

In der Pflege-Residenz werden daher auch alle Führungskräfte bei der Entwicklung und Durchführung des BGM-Projekts beteiligt. Die Arbeitsgruppe findet unter Leitung der

Führungsebene statt. Ebenfalls werden die Führungskräfte bei den Befragungen teilnehmen und somit gänzlich eingebunden.

3.2.2 Partizipation

2014 hat die Luxemburger Deklaration (ENWHP) das Einbeziehen der gesamten Belegschaft als Leitlinie für ein erfolgreiches BGM definiert. Somit müssen alle Beschäftigten der Pflege-Residenz an dem Projekt teilnehmen, um die Wichtigkeit zu verdeutlichen. Mit den durchgeführten Befragungen können alle Mitarbeiter ihre Anregungen und Wünsche einbringen.

Die Wirkungen der Partizipation sind wissenschaftlich belegt worden. So gibt es einen Zusammenhang zwischen Partizipation und einem Zuwachs an Kompetenz (Baitsch, 1985). Außerdem befinden sich Partizipation und Arbeitszufriedenheit in einem positiven Zusammenhang zueinander (Locke & Schweiger, 1979).

3.2.3 Ganzheitlichkeit

Das Projekt muss eine ganzheitliche Struktur aufweisen. Deshalb muss auf verhaltens- und verhältnisbezogene Maßnahmen eingegangen werden. Das heißt, es werden Schulungen über körperfreundliches Arbeiten und richtige Haltung durchgeführt, aber auch ein ergonomisches Umfeld geschaffen. Genauso muss im Bezug auf das individuelle Wohlbefinden auf körperliches, psychisches und soziales Wohlbefinden eingegangen werden.

Als Ganzheitlichkeit kann auch die Fertigstellung eines zusammenhängenden Produktes oder einer vollständigen Dienstleistung gesehen werden. Das Ausführen von Teilaufgaben hat einen negativen Effekt im Vergleich zur Ausführung ganzheitlicher Aufgaben. Ganzheitliche Aufgaben geben den Mitarbeitern einen Sinn und einen Stellenwert (Nerdinger, Blickle & Schaper, 2008, S. 431).

4 Entwicklung eines Fragebogens

4.1 Erstellung der Items

4.1.1 Fragen zur Person

1. Welcher Altersgruppe gehören Sie an?	
	○ Bis 20 Jahre
	○ 20-29 Jahre
	○ 30-39 Jahre
	○ 40-49 Jahre
	○ 50-59 Jahre
	○ 60+ Jahre

2. Welchem Geschlecht sind Sie zugehörig?	
	○ Männlich
	○ Weiblich
	○ Divers

4.1.2 Fragen zum körperlichen Zustand

3. Wie schätzen Sie ihren aktuellen körperlichen Zustand ein?	
	○ Sehr gut
	○ Gut
	○ Durchschnittlich
	○ Schlecht
	○ Sehr schlecht

4. Wie haben Sie Schmerzen?	
	○ Täglich
	○ Wöchentlich
	○ Monatlich
	○ Jährlich
	○ Nie

5. Wie oft sind Sie krankheitsbedingt innerhalb des letzten Jahres auf der Arbeit ausgefallen?	
	○ Nie
	○ Weniger als 1 Woche
	○ 1 bis 2 Wochen
	○ 2 bis 4 Wochen
	○ Mehr als 4 Wochen

4.1.3   Fragen zur aktuellen Arbeitsorganisation

6. Wie oft haben Sie in den letzten sechs Monaten Überstunden gearbeitet?	o Sehr häufig
	o Häufig
	o Gelegentlich
	o Selten
	o Gar nicht

7. Wie zufrieden sind Sie mit Ihren aktuellen Arbeitszeiten? (1 = sehr unzufrieden; 10 = sehr zufrieden)	1	2	3	4	5	6	7	8	9	10
	o	o	o	o	o	o	o	o	o	o

8. Beantworten Sie bitte folgende Fragen zu Ihrer Arbeitstätigkeit.

	Stimmt vollkommen zu	Stimmt eher zu	Teils teils	Trifft eher nicht zu	Trifft vollkomen zu
Sind Arbeitsbereiche in Ihrer Abteilung klar und eindeutig zugeordnet?	o	o	o	o	
Müssen Sie Aufgaben erledigen, die nicht in Ihren Aufgabenbereich fallen?	o	o	o	o	o
Erledigen Sie Aufgaben, bei denen Sie während der Ausführung Schmerzen haben?	o	o	o	o	o
Haben Sie das Gefühl, dass Ihre Arbeit Sie erfüllt?	o	o	o	o	o

9. Glauben Sie Ihre Abteilung/ Gruppe ist ausreichend besetzt?	o Ja o Nicht immer o Fast nie o Bei Krankenfällen nein o Bei Urlaubsfällen nein

10. Welche der folgenden Änderungen wären für Sie wichtig, um Ihre gesundheitliche Situation auf der Arbeit zu verbessern? (Mehrere Antworten möglich)	o Umgestaltung des Arbeitsplatzes o Umgestaltung der Arbeitszeiten o Umgestaltung der Arbeitstätigkeit o Umgestaltung der Arbeitsmaterialien o Mehr Mitarbeiter o Bewegungsangebote für Mitarbeiter o Infoveranstaltungen über gesunde Ernährung und körperfreundliches Arbeiten o Es sind keine Änderung nötig o Sonstiges (bitte nennen): _____

4.1.4 Fragen zum sozialen Umfeld

11. Fühlen Sie sich wohl auf Ihrer Arbeit?	o Sehr wohl o Eher wohl o Teils teils o Eher unwohl o Sehr unwohl

12. Wie sehen Sie Ihr Verhältnis zu ihren Mitarbeitern?	o Sehr gut o Gut o Durchschnittlich o Schlecht o Sehr schlecht

13. Erhalten Sie Unterstützung von Ihren Kollegen/Kolleginnen?	o Ja, regelmäßig
	o Ja, aber zu selten
	o Nein
	o Unfreiwillig

14. Unternehmen Sie außerhalb von der Arbeit etwas mit Ihren Kollegen/Kolleginnen?	o Sehr oft
	o Oft
	o Gelegentlich
	o Selten
	o Nie

15. Wir würden Sie das Betriebsklima auf der Arbeit beschreiben?	o Sehr gut
	o Gut
	o Teils teils
	o Schlecht
	o Sehr schlecht

4.2 Begründung des inhaltlichen Aufbaus des Fragebogens

Der dargestellte Fragebogen zielt darauf ab, Daten zur aktuellen Situation in der Pflege-Resident zu sammeln. Die erfragten Bereiche beziehen sich auf die körperliche Belastung, die Arbeitsorganisation, das soziale Umfeld sowie personenbezogene Daten.

Die ersten beiden Fragen gehen über personenbezogene Daten und ermitteln Alter und Geschlecht der Befragten.

Frage drei, vier und fünf erfragen Eindrücke über den körperlichen Zustand. So kann ein Ist-Zustand ermittelt werden und genauere Maßnahmen geplant werden. Durch die weite Verbreitung des Krankenstandes im Pflegebereich und auch in der Residenz, können so spezifische Daten gesammelt werden, um diesem Problem entgegenzuwirken.

Die Fragen zur Arbeitsorganisation sind die Fragen sechs bis zehn. Da, wie beim körperlichen Zustand, hier viele Probleme im Pflegebereich sind, können durch die Fragen genaue Ursachen ermittelt werden. Aufgrund dieser Ergebnisse lassen sich Verbesserungen für das BGM-Projekt erschließen.

Die letzten Fragen elf bis fünfzehn sammeln Daten und Meinungen zum sozialen Umfeld. Wie bereits angesprochen spielen Körper, Psyche und Soziales eine große Rolle bei der Gesundheit. So muss neben dem Aspekt der Physis auch das Soziale angepasst werden. Eine Verbesserung in den beiden Bereichen führt damit auch zu einer Verbesserung der Psyche.

Die Fragen und deren Items wurden nach eigenem Ermessen erstellt. Es wurde auf keine öffentlichen Fragebögen zurückgegriffen.

Die ersten beiden Fragen sind nominalskaliert. Frage sieben ist ordinalskaliert. Intervallskaliert sind die Fragen vier bis sechs. Die restlichen Fragen sind im Sinne einer Verhältnisskala aufgebaut.

5   Literaturverzeichnis

Baitsch, C. (1985). Kompetenzentwicklung und partizipative Arbeitsgestaltung. Frankfurt a. M.: Peter Lang.

Bock, T. (2020). *Ergonomie in der Pflege – Probleme und Tipps*. Letzter Zugriff am 24.01.2020. Verfügbar unter https://www.ergonomie-am-arbeitsplatz-24.de/pflege

Decker, F. & Decker, A. (2001). *Gesundheit im Betrieb. Vitale Mitarbeiter- leistungsstarke Organisationen*. Leonberg: Rosenberg.

Engel, G.L. (1977) *The need for a new medical model: A challenge for biomedicine*. Science, 196(4286), 129-136.

Europäisches Netzwerk für betriebliche Gesundheitsförderung (ENFBG). (2014): Luxemburger Deklaration zur betrieblichen Gesundheitsförderung. Letzter Zugriff am 02.02.2020. Verfügbar unter   https://www.dnbgf.de/fileadmin/downloads/materiali en/dateien/2014_Luxemburger_Deklaration_BGF.pdf

Locke, E. A. & Schweiger, D. U. (1979). Participation in decision making: One more look. Research in Organizational Behavior, 1, 265–339.

Nerdinger, F. W., Blickle, G. & Schaper, N. (2008). Arbeits- und Organisationspsychologie. Berlin: Springer.

Rohmert, W. & Rutenfranz, J. (1975). *Arbeitswissenschaftliche Beurteilung der Belastung und Beanspruchung an unterschiedlichen industriellen Arbeitsplätzen*. Bonn: Bundesminister für Arbeit und Sozialordnung, Referat Öffentlichkeitsarbeit.

Schmucker, R. (2019). Arbeitsbedingungen in Pflegeberufen. *Pflege-Report 2019:Mehr Personal in der Langzeitpflege-aber woher?* (S.49 – 59). Springer, Berlin, Heidelberg.

6 Abbildungs- und Tabellenverzeichnis

6.1 Tabellenverzeichnis

Tab. 1: Zielkonzeption des ersten Handlungsansatzes...7

Tab. 2: Zielkonzeption des zweiten Handlungsansatzes..8

Tab. 3: Zielkonzeption des dritten Handlungsansatzes..9

Tab. 4: 6-Phasen-Modell für die Pflege-Residenz nach DHfPG (eigene Darstellung)...10

BEI GRIN MACHT SICH IHR WISSEN BEZAHLT

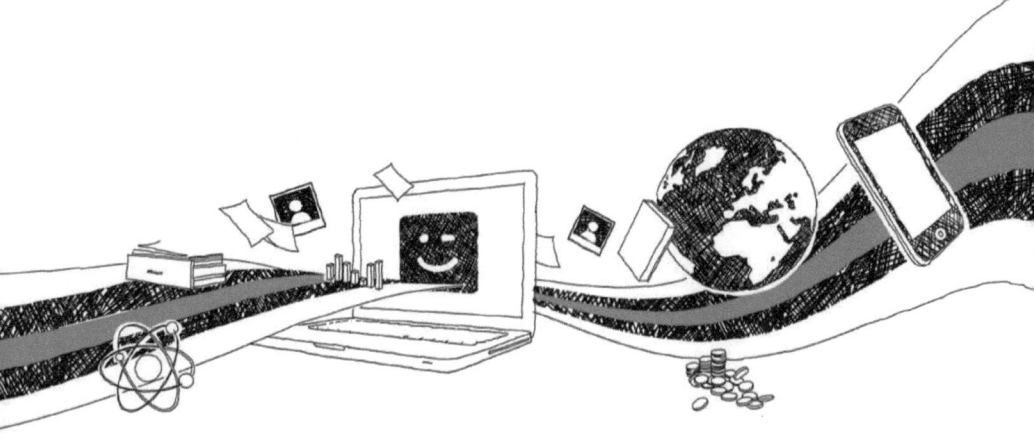

- Wir veröffentlichen Ihre Hausarbeit,
  Bachelor- und Masterarbeit

- Ihr eigenes eBook und Buch -
  weltweit in allen wichtigen Shops

- Verdienen Sie an jedem Verkauf

Jetzt bei www.GRIN.com hochladen
und kostenlos publizieren

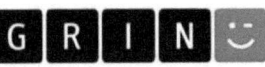